Relatos Cortos para personas mayores con Audio y Letra Grande

18 Historias que Inspiran, Reconfortan y Estimulan la Mente (INCLUYE AUDIOLIBRO)

Lumaira Fedriani

CONTENIDO

Introducción

Descubre la magia de relatos que no solo entretienen, sino que también nutren la mente y despiertan la memoria. Cada historia ha sido diseñada para resonar con la sabiduría acumulada a lo largo de los años.

La letra grande (16 puntos) hace que la lectura sea accesible y placentera, especialmente pensada para aquellos que desean disfrutar de la literatura de una manera relajada.

Sumérgete en mundos donde las emociones bailan, donde los recuerdos se entrelazan y donde cada historia deja una impresión duradera en tu corazón. Estos relatos son más que simples palabras; son una conexión especial con la esencia de la vida y una celebración de la riqueza de la experiencia.

Además, enriquece tu experiencia aún más con los códigos QR al final del libro.

Escanea y deja que las historias cobren vida en formato de audiolibro, llevándote a un viaje auditivo que complementa la belleza de las palabras escritas.

EJEMPLO

Este libro no sólo es una colección de cuentos, sino un regalo para aquellos que buscan una lectura que alimente el espíritu.

¿Cómo disfrutar al máximo de estos relatos?

1. Ponte cómodo y lee a tu ritmo

2. Escucha los audios escaneando los códigos QR al final del libro

3. Elige la cita que más te ha gustado. Las reconocerás porque vienen en letra muy grande y entre comillas. Piensa que enseñanza te gustaría transmitir a tu "Yo" del pasado.

La sombra errante

En la pequeña ciudad de Eldoria, donde las sombras cobraban vida propia, vivía un hombre llamado Daniel.

Desde joven, notó que su sombra parecía tener una personalidad propia, moviéndose de manera independiente y mostrando emociones que a veces iban más allá de las suyas.

Una tarde, mientras paseaba por el parque, la sombra de Daniel comenzó a alejarse de él, deslizándose entre los árboles.

Intrigado y un poco asustado, Daniel la siguió hasta un rincón oscuro donde la sombra tomó forma humana.

Para su sorpresa, la sombra se presentó como Isabel, una manifestación de sus propios miedos y dudas.

Isabel explicó que había decidido tomar forma para enseñarle lecciones importantes y ayudarle a superar sus temores más profundos.

Durante días, Daniel y su sombra errante exploraron juntos los rincones más oscuros de su mente. Isabel le mostró recuerdos olvidados, miedos arraigados y sueños abandonados. A través de estas revelaciones, Daniel comenzó a comprender mejor su propio ser y a confrontar los demonios internos que lo habían atormentado durante años.

La sombra errante se convirtió en su confidente y guía, mostrándole el poder de la autoaceptación y el crecimiento personal.

Juntos, enfrentaron las adversidades de la vida cotidiana y, poco a poco, la sombra dejó de ser una fuente de temor para convertirse en un recordatorio constante de la fuerza que había encontrado en su interior.

En un día soleado, mientras caminaban juntos por el parque, Franchesca se despidió de

Daniel. Su forma humana se desvaneció, pero la sombra volvió a su lugar habitual, ahora más tenue y en armonía con la figura de Daniel.

La lección que Daniel aprendió de su encuentro con la sombra errante fue profunda y duradera.

No debemos temer nuestras propias oscuridades internas, ya que a menudo es en ellas donde encontramos la luz

. La sombra, que una vez fue motivo de inquietud, se convirtió en un recordatorio constante de que el camino hacia la aceptación y la felicidad reside en abrazar todas las partes de uno mismo.

El Cuadro Mágico

En un instante, el rugir de los neumáticos y el chirrido metálico llenaron el aire. Mi cuerpo se convulsionó con el impacto, y el mundo se volvió un torbellino de luces destellantes y sonidos distorsionados. Entre la confusión, me vi a mí mismo desde arriba, como si flotara sobre la escena caótica.

Mientras los médicos luchaban por revivir mi cuerpo maltrecho, mi conciencia se elevaba lentamente. Desde esa perspectiva etérea, observaba la frenética danza de manos expertas y el zumbido de la ambulancia que intentaba ahogar el rugido de mis propios pensamientos.

Allí estaba mi amigo Raúl, el conductor del vehículo llamándome con la voz aterrada.

La escena en la carretera se desvanecía a medida que ascendía hacia la luz. No había dolor, solo una extraña sensación de liberación. Vi mi vida desplegarse como un tapiz ante mis ojos, con escenas de alegría, tristeza y todo lo que había vivido hasta ese momento.

A medida que me alejaba, la tierra se convertía en un pequeño punto, y el ruido de la emergencia se desvanecía como un eco distante. Me envolvía una paz profunda, como si estuviera siendo acunado por el universo mismo.

Desde las alturas, contemplé mi cuerpo en la camilla, y aunque la urgencia se mantenía en la tierra, aquí arriba reinaba la serenidad. No había miedo ni dolor, solo una comprensión tranquila de que la vida, de alguna manera, continuaba en una forma diferente.

Mientras avanzaba por ese pasaje etéreo, la sensación de peso desapareció. Era como si mi existencia se desprendiera de las ataduras terrenales, flotando en un éter sereno. Cada paso estaba acompañado por una armonía etérea, una melodía que resonaba en mi ser, llenándome de una paz indescriptible.

La luz, intensa y reconfortante, se acercaba con cada instante. A medida que me sumergía en su resplandor, experimenté una oleada de amor incondicional. Era como si el universo entero me envolviera en un abrazo eterno. Las preocupaciones y los temores se disolvieron, dejando espacio para una dicha pura y abrumadora.

Entonces comprendí. Estaba muerto y a la vez más vivo que nunca. Me sentía inmensamente feliz y desde luego, no quería regresar a la tierra nunca más.

En ese túnel, el tiempo parecía diluirse, y las emociones se entrelazaban en una danza cósmica. La felicidad emanaba de cada rincón, como una luz que iluminaba los recovecos más oscuros del alma. Sentí la presencia de seres queridos que ya no estaban físicamente a mi lado, pero cuyo amor trascendía cualquier barrera.

La luz habló con voz profunda y pronunció estas palabras;

"Javi, debes volver a la tierra. Aún no has cumplido tu propósito"

Justo cuando me dejaba llevar por la calma, una fuerza magnética pareció atraerme de vuelta. El túnel de luz se desvaneció, y de repente, me encontré de nuevo en mi cuerpo, con el sonido de mi propio corazón latiendo en mis oídos. Notaba mi cuerpo dolorido y mi dolorida cabeza muy confusa.

¿Lo habré soñado?

En un pequeño pueblo vivía Javi, un pintor jubilado con un amor eterno por el arte.

Sus pinceles, gastados por incontables obras maestras que adornaban las paredes de su estudio, ahora yacían en reposo, testigos del paso del tiempo.

Un día, en la víspera de su cumpleaños, Javi recibió un regalo inesperado: un lienzo en blanco, envuelto en misterio y atado con un lazo dorado. Era un regalo de su querido amigo Raúl.

La nota adjunta rezaba:

> *Para el maestro que encuentra magia en cada trazo.*

Con una sonrisa curiosa, el pintor acarició el lienzo y sintió una energía especial, como si las fibras del lienzo estuvieran conectadas con el universo mismo.

Decidió embarcarse en una nueva creación, dejando que sus pinceles danzaran con la magia que solo el arte puede desencadenar.

Cada pincelada era un susurro al lienzo. Cada movimiento, una conversación entre el pintor y la tela. A medida que la obra tomaba forma, eventos misteriosos comenzaron a desplegarse a su alrededor.

En el lienzo, Javi pintó un paisaje de ensueño. Un rincón poblado de colores que bailaban en armonía y la luz acariciaba al asombrado espectador.

Al levantarse al día siguiente, a Javi se le heló la sangre. Su maravilloso lienzo había cambiado. El cuadro mostraba un universo majestuoso que revelaba el misterio de la vida y la muerte.

Cada día su pintura se transformaba en algo único, que desvelaba un nuevo enigma para la humanidad.

La noticia de la peculiar habilidad del cuadro se extendió por el pueblo, atrayendo la atención de quienes buscaban un destello de maravilla en sus vidas. Cada persona que contemplaba el cuadro recibía un mensaje profundo y especial.

Pronto, el estudio de Javi se convirtió en un refugio de sueños. Cada obra, no solo era un escaparate de talento, sino un portal a realidades alteradas. Javi descubrió que su lienzo podía desafiar las leyes del espacio y el tiempo.

En una de sus creaciones, un retrato de un paisaje celestial. Los visitantes de su estudio, al mirar el cuadro, se encontraban transportados al paraíso.

La magia del cuadro no solo estaba en la pintura, sino en la experiencia que ofrecía a quienes se atrevían a cruzar la frontera entre la realidad y la fantasía.

A medida que Javi exploraba los límites de su regalo, descubrió que cada obra tenía un propósito único.

Un retrato de una familia reunida en torno a una mesa desató un sentimiento de unidad y amor que envolvía a quienes lo contemplaban.

Un paisaje de campos dorados y cielos infinitos liberaba la mente de preocupaciones, inspirando a quienes lo observaban a encontrar la belleza en la simplicidad de la vida.

El pueblo, antes adormecido en la rutina diaria, se llenó de un resplandor renovado gracias a las creaciones de Javi.

Sin embargo, como toda historia mágica, el lienzo no estaba exento de desafíos.

Javi, al enfrentarse a la responsabilidad de su arte, descubrió que la magia también podía tener consecuencias inesperadas. Una obra que representaba un rincón olvidado del pueblo llevó a los visitantes a recordar historias y secretos que el tiempo había sepultado. La magia del cuadro, como un espejo mágico, reflejaba no solo sueños, sino también verdades incómodas y emociones enterradas.

Cada persona que observaba el cuadro, se enfrentaba a una revisión de su propia vida. A la vez recibía un amor tan puro e inmenso que transformaba su vida para siempre. Igual que le pasó a Javi, ese extraño día del accidente de coche.

En una noche tranquila, mientras contemplaba las estrellas desde su estudio, Javi recibió la visita de un anciano del pueblo. Al contemplar el cuadro mágico pronunció estas palabras.

"Uno es viejo cuando sus miedos son más grandes que sus sueños. Está claro que no es tu caso. Tú, querido amigo, eres un creador de sueños

Los que contemplan tu cuadro descubren que no existe la muerte sino que todos formamos parte de algo grande".

Las palabras del anciano resonaron en el corazón del pintor, invitándolo a reflexionar sobre el significado más profundo de su regalo.

¿Había utilizado la magia del cuadro con sabiduría? ¿O había desatado fuerzas que escapaban a su control?

Al día siguiente despertó y se llevó una gran sorpresa. El lienzo estaba en blanco. Tal vez todo había sido un sueño, pensó compungido.

Fue entonces cuando recordó las palabras del anciano y decidió pintar su última obra. Una composición que reflejara la esencia de la vida y la importancia de vivirla plenamente. Cada pincelada era una declaración de amor al presente, una celebración de la magia que se encuentra en cada momento efímero.

Al terminar la obra, Javi notó que las paredes de su estudio brillaban con una luz especial. El anciano del pueblo sonrió y dijo:

"Has cumplido tu propósito, te damos la bienvenida al paraíso"

Por fin la gran verdad había sido revelada. Recordó las vivencias de vidas pasadas y a todos sus seres queridos.

Cerro los ojos plácidamente con una sonrisa y por fin viajó a la eternidad dejando su precioso cuadro mágico para todo aquel que quisiera transformar su vida.

Y así, la historia de Javi y su cuadro mágico se convirtió en un legado atemporal, una obra de arte que perduró en el corazón de aquellos que abrazaron la magia de vivir con plenitud y conciencia.

El mensajero celestial

En un tranquilo rincón de la ciudad, vivía un niño llamado Oliver.

Un día, mientras jugaba en su jardín, descubrió una extraña luz parpadeante entre las flores. Al acercarse, encontró a un pequeño ser celestial, con alas translúcidas y una luz centelleante en sus ojos.

El pequeño ser estaba herido, y Oliver, con un corazón compasivo, decidió cuidarlo. Le llevó a su habitación, preparó un lugar cómodo con algodón y le dio un poco de néctar de las flores de su jardín. El ser, agradecido, se presentó como Celestio, un mensajero celestial encargado de cumplir deseos.

A cambio de la bondad de Oliver, Celestio le ofreció la oportunidad de pedir un deseo.

Ilusionado, Oliver formuló su deseo más profundo: quería que su mejor amiga, Lily, que se había mudado recientemente, regresara para siempre.

Celestio asintió y, con un destello de luz, desapareció en el aire.

Al día siguiente, Oliver recibió una llamada de Lily, que le contó que su familia había decidido regresar a la ciudad. La felicidad de Oliver era indescriptible, pero pronto comenzó a notar cambios en su entorno. Cada deseo cumplido por Celestio venía acompañado de consecuencias inesperadas.

Por ejemplo, cuando deseó tener el día más soleado para un picnic con Lily, el sol brilló tan intensamente que causó una sequía en el jardín.

Al desear tener la mejor fiesta de cumpleaños, la casa se llenó de regalos, pero Oliver se dio cuenta de que la gente se aburría y la fiesta carecía de la emoción y alegría de otras ocasiones.

Con el tiempo, Oliver entendió que los deseos, aunque cumplidos, llevaban consigo un equilibrio frágil. Cada acción tenía una reacción, y Celestio, aunque benevolente, no podía evitar las consecuencias inesperadas de alterar la realidad.

Así fue como Oliver buscó a Celestio y le pidió ayuda para restablecer el equilibrio en su vida. Celestio, aceptó.

Juntos, buscaron maneras de equilibrar los deseos, aprendiendo que la verdadera magia estaba en disfrutar la vida con gratitud y aceptación.

Después de sanar completamente, Celestio regresó a su hogar celestial, dejando a Oliver con la sabiduría de que la verdadera magia reside en la aceptación de la vida tal como es, con sus luces y sombras.

Rastros en el Tiempo

El sol del atardecer se filtraba por las cortinas de la vieja casa de Lidia, pintando tonos dorados en la sala dónde había pasado la mayor parte de su vida.

A sus ochenta y siete años, la rutina se deslizaba tranquila, como un río sereno que acaricia las orillas de la memoria. Sin embargo, esa tarde, el destino le tenía preparada una sorpresa inesperada.

Mientras exploraba la desvencijada buhardilla en busca de polvo y recuerdos olvidados, Lidia encontró una caja de madera cubierta de telarañas y desgastada por los años. Al abrirla, descubrió un tesoro de fotografías amarillentas. Eran fragmentos del pasado atrapados en el tiempo que su memoria había borrado.

Entre las imágenes, una llamó especialmente su atención. En ella, una niña rubia preciosa posaba junto con otro cuyo rostro le resultaba extrañamente familiar. Lidia no pudo evitar sentir un nudo en la garganta al reconocer al niño: era su vecino. La fotografía, sin duda, revelaba un vínculo desconocido con su vecino, Luis.

Intrigada, Lidia se embarcó en una odisea por los recovecos de la memoria.

Conversaciones con los más ancianos del lugar, visitas a archivos polvorientos y paseos por calles le llevaron a descubrir una verdad enterrada en el pasado.

Los rastros del tiempo le llevaron a revelaciones inesperadas: Lidia y Luis eran amigos de la infancia, separados en la niñez por circunstancias desconocidas. Habían compartido juegos y secretos a la luz de la luna. Empezó a recordar la sonrisa pícara de su amigo bromeando con ella a la salida del colegio.

La emoción brotaba en sus ojos mientras recordaba las travesuras de la infancia y las risas compartidas, ahora teñidas de un matiz diferente.

La verdad, como un susurro perdido en el viento, desató una serie de eventos que desafiaron la realidad que ambos habían construido durante décadas.

Lidia, impulsada por el deseo de restaurar los lazos de amistad, compartió la sorprendente noticia con su amigo. Así fue como juntos, se sumergieron en un viaje de redescubrimiento.

Encontraron cartas antiguas, fotografías que contaban historias que la memoria había desvanecido y momentos que resonaban en el corazón de dos amigos que se reencontraban después de tanto tiempo.

La vida, como un tapiz intrincado, se revelaba ante ellos, tejida con hilos de amor, pérdida y reconciliación.

Había una conexión especial entre ambos. Los dos habían sido abandonados por uno de sus progenitores y lloraron su ausencia durante mucho tiempo. Los dos ancianos compartieron ese dolor por el abandono sufrido durante su niñez. La amistad que una vez compartieron siendo niños, se transformó en un lazo profundo.

Las tardes en el jardín se llenaron de confidencias y el eco de recuerdos que ahora les pertenecían a ambos. Ese profesor de gafas que tenía un tic nervioso y les hacía reír tanto. Los baños en esa casita de la playa en La Manga del Mar Menor. Los domingos en los que corrían juntos persiguiendo lagartijas…. ¡Tantos recuerdos olvidados!

Las arrugas en sus rostros contaban la historia de vidas que, de alguna manera, siempre habían estado entrelazadas.

Sin embargo, como en todo relato, el tiempo reservaba un giro sorprendente.

Una tarde, mientras compartían un café en la vieja sala de Lidia, encontraron una fotografía que desencadenó un silencio profundo. En ella, sus padres, con rostros llenos de esperanza, sostenían a dos niños que eran ellos mismos.

La revelación impactante dejó a los hermanos sin aliento. Se dieron cuenta de que su historia no era solo la de dos amigos separados y reunidos, sino también la de padres que, por alguna razón desconocida, tomaron caminos divergentes en la vida.

No eran amigos sino hermanos.

Cada progenitor había tomado un camino diferente, llevando con él a uno de los niños.

El silencio en la sala estaba cargado de emociones encontradas.

La verdad, desnuda y cruda, se alzaba ante ellos, cuestionando las decisiones pasadas y desenterrando secretos que habían permanecido ocultos durante décadas. La reflexión se apoderó de sus pensamientos, y el peso de las palabras no dichas, colgaba en el aire.

Sentimientos encontrados les invadían.

Luis se dio cuenta de que su madre no sólo le había abandonado, sino que le había robado a su propia hermana. Había destruido parte de su historia y de su infancia. Ambos comenzaron a hablar del progenitor que les había criado y con el que se identificaban, defendiendo su valía. Al mismo tiempo criticaron amargamente al progenitor que les abandonó.

Esta situación causó mucho dolor y una brecha insalvable entre ellos.

Su amistad se rompió en mil añicos y sólo se saludaban con un frío gesto cada vez que se encontraban en el portal.

Llegó la primera Navidad desde el fatal desenlace.

Fue entonces cuando Lidia, con la sabiduría acumulada de los años, rompió el silencio con una carta que resonó en el corazón de Luis como un eco poderoso.

Querido Luis:

La navidad se acerca y también mis deseos para ti. La vida es AHORA. No antes ni más tarde.

Deseo que te mueras de ganas de vivir. Recuerda que sólo te llevas una muda de ropa y no eres tú quien la escoge.

Nuestros padres nos separaron y ya no están aquí para explicarnos qué paso. No venimos con manual de instrucciones y ellos tampoco. Tendrían sus razones, aunque fueran equivocadas. Lo harían de la única forma que supieron dadas sus circunstancias.

Lo importante es aprender y hacernos fuertes en los lugares rotos.

Deseo que no regreses donde la vida te quebró.

¿Cuántas malas noches necesitas para darte cuenta de que ahí no es?

Ojalá que nades en el vaso en el que antes te ahogabas

VIVE y que pase lo que tenga que pasar.

El perdón es la llave que abre las puertas del corazón y libera el alma de las cadenas del pasado.

Al leer estas palabras, Luis rompió a llorar y corrió al encuentro de su hermana.

Con lágrimas en los ojos, se abrazaron, dejando atrás las sombras del pasado y abrazando la oportunidad de un presente compartido.

Así, entre rastros en el tiempo y recuerdos resurgidos, Lidia y Luis aprendieron que la vida, a pesar de su complejidad, es un lienzo en constante evolución. Las verdades reveladas, aunque a veces dolorosas, pueden ser el catalizador para un renacer profundo, guiando a los corazones hacia la aceptación.

En el crepúsculo de sus vidas, los hermanos comprendieron que el tiempo, en su misteriosa danza, teje hilos invisibles que conectan a las almas de maneras inimaginables.

"Rastros en el Tiempo" se convirtió en la epopeya de dos hermanos que, a través de la exploración de su pasado, descubrieron la magia de la redención y la eterna posibilidad de escribir nuevos capítulos en la historia de sus vidas.

La Comida familiar

En un cálido domingo de primavera, la familia García se reunió en torno a la mesa para disfrutar de una comida que iba más allá de los sabores exquisitos.

Cada miembro de la familia tenía su lugar designado, y las risas resonaban en la cocina mientras se preparaban los platos que habían sido tradición durante generaciones. Comencé a recordar anécdotas que atesorábamos con cariño.

Mi hermana Claudia, siempre la más aventurera, compartió una historia de cuando éramos niños. Nos llevó a todos a explorar un bosque cercano. Nos perdimos por un momento, pero ella, con su ingenio y valentía, nos guio de vuelta al hogar.

Mi cuñado Andrés, un apasionado de la música, recordó una vez que improvisamos una pequeña banda familiar con sartenes y cucharones después de la cena. La sinfonía desafinada que creamos aún nos hace reír hoy en día.

La abuela Ana, la matriarca de la familia, compartió una anécdota de su juventud, cuando preparaba el plato principal, su famosa paella, para la familia extendida. Recordó cómo, con cada grano de arroz, transmitía amor y tradición.

Las historias continuaron fluyendo mientras nos deleitábamos con platos que eran más que simples recetas; eran pedazos de nuestra historia familiar.

Mi primo Marcos, el bromista incorregible, recordó una vez que intentó hacer una tarta de cumpleaños para su hermana pequeña y terminó cubierto de harina y con una tarta que más parecía modernismo culinario.

Mi hija pequeña, Sofía, la luz de la familia, compartió su propia anécdota sobre un día en el que intentó ayudar a la abuela a hacer galletas y terminó esparciendo chispas de chocolate por toda la cocina. La risa de todos al recordar aquel caótico día resonó en la mesa.

Con cada relato, la comida se convirtió en un festín de risas, complicidad y amor compartido.

Al final de la comida, la abuela Ana, con su sabiduría acumulada a lo largo de los años, compartió una enseñanza que resonó en cada rincón de la mesa.

Así como cada ingrediente aporta su sabor único a nuestra comida familiar, cada miembro de la familia aporta algo especial a nuestra vida.

Recordemos siempre que, incluso cuando las recetas cambien, el amor y la conexión familiar son los sabores que perduran a lo largo del tiempo."

La familia se abrazó con gratitud y sonrisas, reconociendo que la verdadera esencia de la comida familiar no radicaba solo en los sabores deliciosos, sino en el amor que se compartía en cada bocado y en cada historia compartida alrededor de la mesa.

El Último Baile

En el resplandor tenue de la sala de la residencia de ancianos, Eduardo, un antiguo bailarín de salón con cabellos plateados, propuso una idea que pronto desataría un misterio en los corazones de los residentes.

Con un brillo en sus ojos, anunció:

"Vamos a revivir una última vez el baile que marcó mi juventud. Pero, cuidado, la música que elijo lleva consigo un secreto que cambiará nuestras vidas".

El murmullo de anticipación llenó la sala mientras Eduardo compartía su propuesta. La noticia corrió entre los ancianos como un susurro emocionante. Pronto todos se vieron envueltos en la expectativa de la noche especial que se avecinaba.

La tarde del evento llegó, y la sala de la residencia se transformó en un rincón mágico de luces tenues y sillas dispuestas en círculo.

Eduardo, ataviado con un elegante traje negro, se erigió como el anfitrión de una velada que prometía ser única.

El primer compás de la música llenó la sala, evocando recuerdos de épocas pasadas que se deslizaban en la memoria de los residentes.

Con gracia y nostalgia, Eduardo tomó la mano de la señora Marta, una dama de cabellos plateados y risa contagiosa, para abrir el baile. El vals envolvía la sala como un suave abrazo, transportando a todos a tiempos en los que el amor y la música eran sinónimos.

Sin embargo, conforme avanzaba la melodía, un misterio se insinuaba en las notas. Los ojos de Eduardo destilaban una mezcla de melancolía y determinación. Los demás residentes, aunque cautivados por el arte del baile, comenzaron a percibir algo extraordinario en la elección de la música.

Fue cuando Eduardo, en un giro sutil pero impactante, detuvo la danza y, mirando a los presentes, compartió una revelación que resonó en la sala como un eco ancestral.

"Esta melodía esconde un secreto que he guardado por décadas. Cada uno de ustedes tiene una conexión especial con ella, y hoy, a través del baile, descubrirán el lazo que nos une."

La atmósfera se cargó de expectación mientras los residentes, con miradas curiosas, se enfrentaban al enigma que se desplegaba.

Eduardo era un ángel cuya música transportaba a cada persona a su primer baile. Revivieron la energía de la juventud. Las miradas brillantes. Los pasos torpes en ocasiones.

Algunos se encontraron de nuevo en el baile del instituto y otros recordaron amores imposibles que habían olvidado.

El nexo que unía las almas de todos los presentes era un amor prohibido que el paso del tiempo no consiguió borrar de sus corazones.

Cada pareja se sumergió en el baile con su antiguo amor con una mezcla de nostalgia y revelación. Las notas de la melodía desentrañaban historias de alegrías compartidas, desafíos superados y amores que, aunque envejecidos, brillaban con la intensidad de los recuerdos.

Fue entonces cuando Eduardo, con una mirada significativa, se dirigió al centro de la sala y tomó la mano de Isabel, la anciana más reservada de la residencia.

Isabel tenía Alzheimer y había perdido la memoria y la movilidad desde hace mucho tiempo.

La música pareció susurrar secretos mientras ambos se movían con una gracia que desafiaba el tiempo.

El rostro de Isabel de pronto se iluminó.

Eduardo, con lágrimas en los ojos, compartió la conexión especial que la música revelaba.

Isabel fue mi primer amor, pero la vida nos separó por caminos distintos. Sus padres no me consideraban lo suficientemente bueno para ella y se la llevaron lejos. A otro país. A otro continente. Ella era una dama y yo no era más que un bailarín que apenas ganaba lo suficiente para sobrevivir.

Hoy, a través de este baile, cerramos el círculo que el tiempo abrió entre nosotros.

El impacto de la revelación dejó a los residentes sin aliento. La historia de Eduardo y Isabel, marcada por el amor no confesado y distancias impuestas, resonó en el corazón de cada uno. La música, como un hilo invisible, los había reunido para un último baile que trascendía las barreras del tiempo.

La noche continuó con emociones palpables en el aire. Los residentes compartieron abrazos, risas y lágrimas mientras la música los llevaba por un viaje a través de sus propios misterios y revelaciones.

Al final del último baile, la sala estaba llena de rostros iluminados por la gratitud de haber compartido un momento único que había redefinido el significado de sus historias.

En las palabras finales de Eduardo resonó una cita que encapsulaba la esencia de la velada:

"En cada nota de la vida, hay un misterio que aguarda ser descubierto.

A través de la música, encontramos las claves para abrir puertas que el tiempo ha cerrado.

Que este último baile sea un recordatorio de que, incluso al final de nuestros días, siempre hay espacio para nuevas sorpresas y conexiones inesperadas".

Y así, en la quietud de la noche, los residentes de la casa de ancianos llevaron consigo el eco de un último baile que, más allá de la danza y la melodía, había desentrañado los secretos escondidos en las notas del tiempo.

La planta mágica

En un pequeño pueblo donde las leyendas se mezclaban con la realidad, se encontraba una tienda de antigüedades regentada por el anciano señor Martínez.

Un día, mientras reorganizaba la tienda, descubrió una maceta antigua con una planta peculiar. Sus hojas centelleaban con un resplandor suave, y el señor Martínez no pudo resistirse a llevarla a casa.

Decidió colocar la planta en el alféizar de su ventana soleada, sin saber que esta planta tenía un don único: la capacidad de conceder un deseo a quien la cuidara con amor y paciencia.

Durante días, la planta parecía ordinaria, pero una noche, cuando la luna llena iluminaba el cielo, sus hojas comenzaron a brillar intensamente.

Una tarde, una joven llamada Valeria entró en la tienda en busca de algo especial para su abuela enferma.

El señor Martínez, intrigado por la historia de Valeria, le regaló la planta mágica con la esperanza de que pudiera traer un rayo de esperanza a su abuela.

Valeria llevó la planta a casa y la cuidó con esmero. Pronto, se dio cuenta de que algo extraordinario estaba sucediendo. La abuela, que había estado postrada en cama, comenzó a recuperar fuerzas y su sonrisa volvió a iluminar la habitación. Valeria no podía creer la transformación y atribuyó la mejoría a la planta mágica.

Con el tiempo, Valeria y su abuela comenzaron a notar que la planta respondía a sus emociones y pensamientos. Cuando deseaban algo con todo su corazón, la planta se iluminaba, haciendo realidad sus sueños más profundos.

Valeria compartió la historia de la planta mágica con los vecinos del pueblo, y pronto la pequeña maceta se convirtió en un símbolo de esperanza y positividad. Las personas venían a visitarla y contarle sus deseos más íntimos, convencidos de que la planta tenía el poder de hacerlos realidad.

Un día, Valeria recibió la visita de un anciano del pueblo que había perdido la esperanza en la vida. Conmovido por la historia de la planta, decidió hacer un deseo sincero: encontrar la paz en sus últimos días. La planta brilló intensamente, y el anciano sintió una tranquilidad que no había experimentado en años.

La magia de la vida reside en la fe, la esperanza y el amor compartido

La enseñanza que dejó esta historia fue que, aunque no siempre podamos controlar las circunstancias, la manera en que abordamos la vida y compartimos amor puede transformar nuestra realidad de maneras misteriosas y hermosas.

Voces Olvidadas

En los albores del siglo XX, en una época en la que la tecnología y la modernidad comenzaban a teñir el mundo, vivía un anciano de semblante melancólico llamado Felipe.

Felipe se despertaba cada mañana con la sensación de haber olvidado algo. El tiempo, había desgastado los contornos de su memoria, dejándole apenas fragmentos de lo que una vez fue una vida rica en experiencias.

A sus noventa y dos años, el anciano caminaba por los pasillos de la residencia de ancianos con la sombra de la pérdida de memoria siguiéndolo como un fiel compañero.

Sin embargo, en medio de la niebla de sus recuerdos desvanecidos, algo extraordinario comenzó a suceder. Felipe empezó a escuchar voces suaves que flotaban en el aire, susurros tenues que lo llamaban desde las profundidades de su pasado.

Al principio, las voces eran apenas susurros incomprensibles, pero con el tiempo, se transformaron en palabras claras que resonaban con la dulzura de un amor olvidado.

Felipe, susurraba una voz cálida en la quietud de la noche. "Sígueme".

Intrigado, el anciano comenzó a seguir las voces, guiado por una fuerza interna que parecía desenterrar pedazos de su memoria enterrados en las sombras del tiempo.

Las voces lo llevaron a rincones de la residencia que había ignorado durante años, a objetos antiguos que, de alguna manera, desencadenaban destellos de recuerdos perdidos.

La voz le susurraba la historia de un romance que floreció en tiempos de juventud, un amor que desafió las barreras sociales y deslumbró como una estrella fugaz en la oscuridad de la época.

Encontró una nota que rezaba así:

Amada Juana:

Ni el tiempo ni el espacio podrán separarme de ti. Eres tan bella que hasta las mismas flores envidian tu hermosura.

Firmado:

Tu ferviente admirador

Las voces, como hilos invisibles, le llevaron a un lugar especial: un banco desgastado en un pequeño parque al final de la calle. Allí, entre susurros de hojas y el crujir del banco, Felipe escuchó una voz que le llamaba con dulzura.

"Juana". "Mamá", murmuró, como si invocara el nombre de un sueño enterrado.

Felipe no entendía lo que estaba ocurriendo. ¿Se estaría volviendo loco?

Su madre respondía al nombre de María. Había sido una campesina amable y protectora que junto con su querido padre le había acogido en adopción. Nada tenía que ver con esas voces.

El banco, testigo silencioso de su historia, parecía resonar con las risas y suspiros de juventud compartidos por dos corazones entrelazados.

Felipe, con lágrimas en los ojos, se sumergió en escenas de otro tiempo. Le llegaron imágenes de dos amantes susurrando palabras en ese mismo banco.

La voz le indicó una última pista: una caja polvorienta olvidada en el rincón más oscuro del desván de la residencia.

El anciano abrió la caja para descubrir un tesoro de cartas y un relicario que contenía un mechón de cabello. Cada objeto, como un eslabón perdido, contaba la historia de un amor que desafiaba las barreras del tiempo.

La última carta desveló un gran secreto enterrado que le heló la sangre.

Querido hijo:

Antes de separarme de ti, quiero contarte la historia de tu nacimiento con la esperanza de que algún día ocupes el lugar que te corresponde.

Tu verdadero padre era un valiente caballero. En aquellos días de esplendor, sus ojos se encontraron con los de una joven princesa de nombre Juana, cuya belleza rivalizaba con la luz de la luna. Sin embargo, su amor estaba destinado a enfrentar la furia de los padres de la princesa, soberanos del reino.

Los reyes, temerosos de que el humilde caballero contaminara la sangre real, prohibieron cualquier acercamiento entre Fernando y Juana. A pesar de las restricciones impuestas, el amor entre ellos floreció como una flor rebelde en primavera. Las noches resonaban con los susurros clandestinos de los amantes, pero la sombra de la prohibición oscurecía su felicidad.

La tristeza se apoderó del corazón de Fernando cuando la distancia entre él y su amada aumentaba cada día.

Aislado de su princesa, se sumió en una profunda depresión que oscureció su existencia. Cada noche, en la soledad de su cámara, escuchaba la voz angelical de Juana.

El peso de la prohibición y la desesperanza llevaron a su amado a una decisión desgarradora.

Incapaz de soportar la separación, el anciano caballero tomó la decisión de quitarse la vida, buscando reunirse con Juana en la eternidad.

Lo que Fernando no sabía era que Juana estaba embarazada y que el fruto de su amor eras tú.

Unos campesinos recibieron al fruto de ese gran amor y ayuda de los soberanos a cambio del silencio que debía tapar la deshonra de la princesa.

Sin embargo, tu madre adoptiva decidió escribir una carta antes de morir para que supieras que eres hijo de reyes.

Ahora, en el crepúsculo de su existencia en el siglo XX, Felipe llevaba consigo el eco de aquel amor prohibido. Aunque los avances del mundo moderno le rodeaban, su corazón aún latía al compás de una melodía ancestral.

Entre las cartas, Felipe encontró una cita que resonó en su corazón como un eco lejano pero eterno:

"El tiempo nos lleva a lugares insospechados, Felipe. Pero el amor, es el lazo que trasciende la vida y la muerte".

El anciano, con una mezcla de melancolía y gratitud, se arrodilló ante la lápida de Juana, sintiendo la conexión eterna que las voces le habían revelado.

"Dónde quiera que estés, hijo, siempre bailaremos juntos en el vals del tiempo".

Y entonces lo supo. Supo que el espíritu de Juana se había mezclado con sus sentimientos para mandarle un mensaje de amor. Para decirle que sus verdaderos padres le esperarían eternamente.

El anciano, con lágrimas rodando por sus mejillas arrugadas, se levantó con una sensación de paz. En su corazón, resonó una última cita que parecía abrazar la esencia de su experiencia:

"En el baile de la vida, el amor es la música que nunca deja de tocar".

Mientras se sumía en el silencio de la noche, el eco de un amor que desafiaba las barreras del tiempo resonaba en su alma, recordándole que, incluso en la penumbra de la vejez, el corazón puede encontrar, la luz perdurable del amor.

El reloj mágico

En una pequeña tienda de antigüedades, Clara descubrió un reloj peculiar con un diseño intrincado y una esfera adornada con detalles dorados.

Intrigada por su belleza, decidió comprarlo sin saber que este reloj cambiaría su vida por completo.

Una noche, mientras Clara observaba el reloj en su mesita de noche, notó un destello de luz que emanaba de sus agujas. Cautivada por la misteriosa luminiscencia, Clara decidió girar las manecillas hacia atrás, curiosa por descubrir sus secretos.

Al darle la vuelta, Clara se vio envuelta en una luz cálida y, de repente, se encontró en el pasado. En la época de sus abuelos cuando eran jóvenes y el amor florecía.

Emocionada por la experiencia, Clara continuó explorando el reloj mágico, descubriendo que cada giro la transportaba a momentos significativos en la historia de su familia.

En uno de sus viajes temporales, Clara se encontró en una encrucijada donde su madre, aún una adolescente, tomaba decisiones cruciales que afectarían a las generaciones futuras.

Al darse cuenta de la importancia de sus acciones, Clara tomó la iniciativa para guiar a su madre por el camino correcto, dejando un impacto positivo en el destino de su familia.

Con el tiempo, Clara utilizó el reloj mágico para fortalecer los lazos familiares, aprender lecciones valiosas de generaciones pasadas y comprender la importancia de sus propias elecciones en el presente.

El pasado no puede cambiarse, pero las lecciones aprendidas

pueden moldear un futuro más brillante.

Al mirar el reloj mágico con gratitud, Clara se dio cuenta de que la magia no residía solo en sus agujas, sino en la capacidad de aprender, crecer y forjar su propio camino. Cerró los ojos y, con un suspiro de satisfacción, aceptó el regalo extraordinario que le ofrecía el reloj mágico: la oportunidad de vivir cada momento con conciencia y aprecio.

Las cartas del pasado

En el crepúsculo de sus días, el anciano José se encontró sumergido en el reino de los recuerdos y la añoranza. La soledad se instalaba en su hogar como una sombra silenciosa.

Un día, mientras exploraba el desván en busca de viejas fotografías, tropezó con una caja polvorienta que despertó sus sentidos.

Con manos temblorosas, abrió la caja y se encontró con un tesoro inesperado: cartas escritas con la elegancia de un tiempo ya pasado. Al observarlas, una mezcla de emoción y curiosidad se apoderó de José. Eran cartas de amor, palabras apasionadas cuya difunta esposa, Isabel, nunca llegó a enviar.

Entre líneas cuidadosamente trazadas, José descubrió que las cartas estaban destinadas a un hombre llamado Javier, un antiguo amor que había quedado enredado en los recovecos del pasado de Isabel.

La sorpresa y el dolor se entrelazaron en el corazón del anciano, pero la curiosidad lo llevó a emprender una búsqueda que revelaría verdades ocultas.

Decidido a entender la historia que había permanecido en la penumbra del pasado. Encontró un lienzo cuidadosamente escondido detrás de una vieja librería. Era el retrato de su querida Isabel cuya belleza ensombrecería al mismo cielo.

José se sumergió en el relato de las cartas no enviadas. Descubrió que su querida esposa se había enamorado de un pintor.

Era un amor prohibido. Un romance que floreció en un tiempo de las expectativas y las convenciones sociales eran más rígidas. Cada palabra escrita por Isabel era un susurro de pasión reprimida, una expresión de deseos que nunca se atrevió a revelar.

Impulsado por la necesidad de comprender, José siguió las pistas dejadas por las cartas.

Encontró direcciones y nombres que lo llevaron a calles empedradas y rincones secretos de un amor que floreció en la clandestinidad.

A medida que avanzaba en la búsqueda, José también descubrió el precio del secreto que su esposa había llevado consigo.

Las cartas eran un testimonio de una lucha interna, un dilema entre el deber y la pasión.

Isabel, en su intento por proteger a José y a su familia, había decidido silenciar su corazón y enterrar el amor prohibido en lo más profundo de su ser.

El anciano se encontró ante una encrucijada emocional. Por un lado, sentía el dolor de la traición y la sorpresa de descubrir un amor que nunca había imaginado. Por otro lado, la empatía lo llevaba a comprender los sacrificios que Isabel había hecho para protegerlos a todos. Era un laberinto de emociones, y José se sintió atrapado en sus intrincadas sendas.

En una tarde melancólica, mientras se sumergía en las cartas que contaban la historia de amor perdido, José encontró una cita que resonó en su alma:

"A veces, el amor más profundo es el que permanece en silencio, tejiendo sueños en la oscuridad".

Las palabras, como un faro en la penumbra, iluminaron la travesía de José. Comprendió que el amor de Isabel por él no estaba en conflicto con el amor secreto que había compartido con Javier.

Eran dos capítulos diferentes de su historia, cada uno tejido con los hilos diferentes.

Con el corazón en calma, José decidió honrar la memoria de su esposa y el amor que compartieron. Sin embargo, el destino aún guardaba una última revelación.

José encontró una última carta, escrita con mano temblorosa por Isabel en sus últimos días. En ella, expresaba su amor eterno por él y compartía la verdad que había permanecido oculta.

"Querido José, la vida es un laberinto de decisiones y secretos.

Encontré en ti un amor que trasciende el tiempo y las circunstancias. Pero también amé a Javier en la penumbra de la noche. Su recuerdo ha sido un eco suave en mi corazón.

No quiero que descubras estas cartas como una carga, sino como un testimonio de mi complejidad y mi amor por ti.

Dicen que los amores prohibidos son los más queridos pero he descubierto que la vida me ha regalado una verdad sorprendente.

El amor pasional es como una droga que te embriaga y desaparece. Sin embargo, el amor que siento por ti, ha sido tejido a través del tiempo, en la salud y en la enfermedad.

Tú me quieres tal como soy. Tu has amado cada una de mis versiones y por eso te quiero y sé que te querré para siempre.

La verdad es la esencia misma de nuestro ser, y en ella, encuentro la liberación final.

Tuya para siempre.

Isabel

Las lágrimas rodaron por las mejillas de José al leer las palabras finales de su amada.

En ese momento, comprendió que el amor verdadero no es posesión, sino libertad para ser auténtico, incluso en la complejidad de nuestras emociones.

El anciano, con las cartas como testigos de una historia de amor singular, decidió guardarlas como un tesoro preciado. Cerró el capítulo de la búsqueda, pero abrió el corazón a la comprensión y la aceptación. Las cartas del pasado, se convirtieron en un recordatorio de la belleza y la complejidad del amor humano.

Así, el anciano José, continuó su viaje en el crepúsculo de la vida.

En su corazón, guardaba la sabiduría de una historia de amor única, tejida con hilos de sinceridad, compasión y la eterna búsqueda de la verdad. Y, en cada puesta de sol, recordaba las palabras que Isabel había dejado como legado:

En la verdad, encontramos la verdadera libertad del alma.

El diario perdido

En el polvoriento rincón de la biblioteca de la escuela, Emily descubrió un diario antiguo con un lazo de cuero desgastado. Decidida a descubrir su origen, lo abrió cautelosamente y se vio envuelta en las vivencias de alguien que había dejado su huella en el pasado.

Las páginas, amarillentas y desgastadas, narraban las experiencias de una joven llamada Franchesca, que había asistido a la misma escuela décadas atrás.

Emily, con los ojos centelleantes de emoción, leyó sobre las travesuras de Franchesca, sus amistades, sus alegrías y sus desafíos en un mundo que parecía tan diferente, pero, al mismo tiempo, tan similar al suyo.

Emocionada por la conexión con alguien del pasado, Emily compartió el diario con sus amigos.

Juntos, comenzaron a explorar los lugares mencionados en las páginas amarillas, descubriendo rincones secretos de la escuela y conectándose con la historia que resonaba en cada pasillo y aula.

Un día, mientras exploraban el antiguo gimnasio, encontraron una fotografía de Franchesca y sus amigos, congelados en el tiempo. La sorpresa y la alegría llenaron sus corazones al reconocer algunos de los lugares que habían descrito en el diario. La conexión entre generaciones se hizo más tangible, como si el espíritu de Franchesca estuviera presente, guiándolos en su búsqueda.

En su viaje a través del diario perdido, Emily y sus amigos descubrieron que Franchesca tenía un sueño inalcanzado: construir un jardín secreto en la azotea de la escuela.

Inspirados por esta historia, decidieron hacer realidad el sueño de Franchesca y transformaron el espacio olvidado en un oasis verde, lleno de flores.

Al final del año escolar, organizaron una pequeña ceremonia en el jardín secreto, donde leyeron fragmentos del diario perdido en honor a Franchesca. Sus palabras y su espíritu vivían a través de cada flor en ese espacio especial.

La historia de Franchesca y su diario perdido enseñó a Emily y a sus amigos la importancia de apreciar el presente, honrar el pasado y dejar un legado para las generaciones futuras.

Las conexiones perduran en el tiempo. Cada pequeño acto de amor y creatividad puede trascender las décadas.

El Juego de la Memoria

En un tranquilo pueblo, el tiempo parecía deslizarse con la cadencia pausada de los recuerdos, un grupo de amigos de la tercera edad se encontraba en la encrucijada de la nostalgia.

Sin embargo, una oportunidad única surgió para cambiar el rumbo de sus días grises.

Un día, el señor Eduardo, un veterano entre sus amigos, compartió la noticia emocionante sobre un juego de realidad virtual que prometía revivir los recuerdos más preciados.

Este juego, llamado "El Juego de la Memoria", se proponía llevar a los participantes a través de las décadas, sumergiéndolos en la realidad virtual de sus momentos más felices.

La primera experiencia fue como una entrada a un sueño. Los amigos se encontraron en un parque. El sol acariciaba sus rostros con la calidez de la juventud. Risas de antaño flotaban en el aire mientras se veían a sí mismos en el espejo virtual de los recuerdos.

El juego, con su magia tecnológica, les permitía interactuar con sus versiones más jóvenes, fusionando la realidad y la simulación en una danza fascinante.

Sin embargo, a medida que avanzaban en el juego, las líneas entre la realidad y la memoria comenzaron a desdibujarse.

Los amigos se veían atrapados en escenarios que desencadenaban emociones que ya creían haber superado.

El señor Eduardo, por ejemplo, se encontró con un amor perdido que había dejado cicatrices en su corazón.

La señora Marta, con lágrimas en los ojos, revivió momentos junto a su difunto esposo.

La magia del juego se volvía cada vez más compleja y desafiante. La frontera entre lo real y lo simulado se volvía más tenue, y los amigos empezaron a cuestionar si estaban viviendo en un recuerdo o en el presente. La nostalgia, en lugar de ser un bálsamo, se convirtió en un enigma que desafiaba su comprensión.

En una de las experiencias más intensas, el grupo se encontró en un baile que evocaba los sentimientos más profundos.

Las parejas se formaron, y los amigos se vieron envueltos en la danza de sus vidas.

En medio de la melodía, el juego dio un giro inesperado.

Las caras de las parejas cambiaron, transformándose en versiones más jóvenes y, a la vez, en rostros desconocidos.

La señora Rosa, con lágrimas en los ojos, se volvió hacia sus amigos y dijo: "¿Es esto la realidad, o estamos atrapados en el sueño de lo que fuimos?".

La duda se apoderó del grupo, y el juego se convirtió en un desafío que los llevaba a cuestionar la naturaleza de la memoria y la esencia misma de su existencia.

El señor Eduardo, el veterano sabio del grupo, citó una frase que había resonado en su corazón desde su juventud:

La memoria es el diario que todos llevamos con nosotros.

Sin embargo, ahora, se enfrentaban a un diario que parecía reescribirse con cada experiencia del juego. La línea entre lo que recordaban y lo que estaban viviendo en el presente se volvía más difusa con cada paso.

El juego, lejos de ser simplemente una experiencia de realidad virtual, se convirtió en un espejo que reflejaba sus propias verdades.

En un giro emocional inesperado, el señor Eduardo, encontró un momento que había preferido olvidar.

En ese momento, escucharon una voz que parecía venir del cielo. Una voz sabia y profunda.

La memoria no solo guarda los momentos felices, sino también las sombras que intentas enterrar. Quizás, en la aceptación

de toda tu historia, encontrarás la
verdadera liberación".

Los amigos comprendieron que el juego no era solo una experiencia tecnológica, sino un espejo que les mostraba la complejidad y la belleza de la vida.

La memoria, como un río que fluye entre las épocas, lleva consigo las alegrías y los dolores que han esculpido la esencia de quienes somos.

Al salir del juego, los amigos se encontraron de nuevo en el mundo tangible. Las lágrimas y las sonrisas eran reales, y la conexión entre ellos era más profunda que nunca.

Se abrazaron con la certeza de que la vida es un collage de momentos, y que cada recuerdo, por más doloroso que sea, contribuye a la riqueza de la experiencia humana.

Sentados en un banco del parque, contemplaron el atardecer como si fuera la primera vez.

La realidad, ahora más clara que nunca, se desplegaba ante ellos con la promesa de nuevos recuerdos por crear.

En el crepúsculo de sus días, entendieron que la verdadera magia de la vida está en vivirla plenamente, aceptando cada capítulo de su historia con gratitud y valentía.

El señor Eduardo, con una serenidad que solo los sabios poseen, concluyó el día con una cita que resonó en el corazón de sus amigos:

Vivir es recoger momentos, no solo para recordar, sino para tejer la historia de lo que somos.

Y así, el grupo de amigos de la tercera edad, con el juego de la memoria como catalizador de su reflexión, se dispuso a escribir nuevos capítulos en el diario de la vida, conscientes de que cada experiencia, ya sea en la realidad o en la memoria, es una obra maestra única y preciosa.

El abuelo astrónomo

En una pequeña casa al borde de un tranquilo pueblo, vivía el abuelo Samuel, un anciano sabio con una barba blanca como la nieve y ojos llenos de las historias del universo.

Sus nietos, Emma y Liam, lo miraban con asombro cada vez que el abuelo se sentaba en el porche, bajo el manto de estrellas que adornaba el cielo nocturno.

Cada noche, después de la cena, el abuelo Samuel reunía a sus nietos y los llevaba al jardín. Allí, sobre una manta vieja, miraban el vasto cielo salpicado de estrellas centelleantes.

"Mis pequeños exploradores del cosmos, hoy contaré una historia especial", *anunciaba el abuelo con una sonrisa.*

Señalando las constelaciones con su dedo arrugado, comenzó a conectar los puntos en el cielo con relatos que abarcaban generaciones de la familia.

"Esa es la constelación de la Abuela Estrella. Siempre decía que las estrellas eran faros que iluminaban nuestro camino cuando nos sentíamos perdidos."

Emma y Liam escuchaban atentamente mientras el abuelo tejía historias cósmicas que mezclaban mitos familiares con la magia de las estrellas. Cada punto luminoso se convertía en un recuerdo, una anécdota o una lección de vida.

La constelación del Abuelo Astrónomo brillaba en el firmamento, representando las noches en que el abuelo Samuel observaba el cielo con sus hijos, compartiendo su amor por el cosmos y transmitiendo la fascinación por la inmensidad del universo.

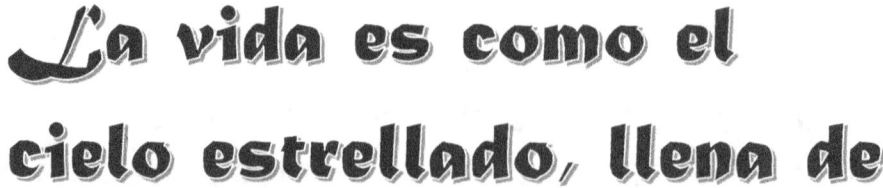

La vida es como el cielo estrellado, llena de

pequeños destellos de alegría, tristeza y amor. Cada estrella cuenta una historia, y cada historia es parte de nuestra propia constelación familiar.

Una noche, mientras contaba la historia de la constelación del Viaje, que representaba las peripecias de la familia durante un inolvidable viaje, el abuelo Samuel sorprendió a sus nietos con una revelación especial.

"Vosotros también tenéis una estrella en el cielo. Una estrella que crecerá con cada aventura."

Con el tiempo, Emma y Liam crecieron, pero el amor por las estrellas y las historias del abuelo Samuel nunca desvaneció.

Incluso cuando él ya no estaba físicamente presente, las noches estrelladas seguían siendo un recordatorio de las lecciones de vida, la conexión familiar y el legado de amor que dejó atrás.

Dos vidas en mi recuerdo

Abuela – dijo la joven con ojos curiosos - ¿Cómo conociste al abuelo? ¿Fue tu primer amor?

La anciana quedó por unos minutos sumida en sus pensamientos y comenzó a relatar su historia….

Recuerdo que por esa época, yo tenía 28 años. Los que me conocieron entonces, hablaban de mi inteligencia y belleza.

Trabajaba en una prestigiosa revista de moda y mi carrera profesional subía imparable como un cohete.

Había luchado mucho por llegar a ese puesto en el departamento de marketing y cada esfuerzo había valido la pena. Me sentía feliz y realizada, tanto personal como profesionalmente

Ese día, después de tres años de dedicación, recibí una noticia que resonó en mis oídos como un estruendo: estaba despedida. No había razón aparente, solo la frialdad de Pilar, mi jefa, que me miraba con ojos llenos de celos disfrazados de indiferencia. Abandoné la oficina antes de lo planeado, el peso de la incertidumbre acompañándome mientras descendía en el elevador.

Al llegar al metro, la inquietud creció. Mi mente divagaba entre currículums y entrevistas, y el tren, abarrotado como siempre, llevaba consigo la monotonía de la rutina diaria. Con la mente nublada por la noticia de mi despido, me sumí en mis pensamientos mientras buscaba un lugar en el vagón. La agitación de la situación me hizo sentir torpe, y en un descuido, mi cartera resbaló de mi mano y cayó al suelo.

Llegué a casa con una fuerte ansiedad nublando mis sentidos. Quería llamar a mi marido cuanto antes para desahogarme, pero otra terrible verdad salió a mi encuentro. La puerta entreabierta dejaba entrever sombras que no deberían estar allí. Crucé el umbral y mi corazón se aceleró al encontrarme con la escena que solo había existido en mis peores pesadillas.

En la cama, mi marido y mi mejor amiga compartían risas cómplices que se apagaron al notar mi presencia. La habitación, antes llena de complicidad y amor, se volvió un escenario de traición. Las lágrimas amenazaron con desbordarse, pero las contuve.

—¿Clara? —balbuceó mi marido, intentando articular alguna explicación.

—No hay nada que explicar —respondí con voz firme, aunque mi corazón latía con furia.

Mi amiga, ahora convertida en traidora, se vistió apresuradamente y salió de la habitación sin atreverse a cruzar palabras. El silencio entre mi esposo y yo era denso, roto solo por el sonido lejano de la ciudad que seguía su curso ajeno al drama que se desplegaba en ese pequeño rincón de vidas rotas.

Sin más palabras, tomé mis cosas y salí de la casa. El dolor se entrelazaba con la rabia mientras caminaba por las calles iluminadas por luces de neón y destellos de farolas. Las lágrimas, finalmente liberadas, se mezclaban con la lluvia que empezaba a caer.

Me refugié en una cafetería solitaria, donde el calor del café intentaba disipar el frío que me envolvía. Saqué mi teléfono y marqué un número conocido, el de mi mejor amiga de la infancia.

—María, ¿puedo quedarme en tu casa esta noche?

Mi voz era serena, aunque mi interior estaba en plena tormenta. La amistad de María era un ancla en medio de la tempestad. La respuesta afirmativa de mi amiga fue un bálsamo que me recordó que, a pesar de las traiciones, aún quedaban lazos auténticos.

Así, en medio de la noche lluviosa, me alejé de mi antigua vida, llevando conmigo la fuerza que solo una mujer inteligente y resiliente puede poseer.

Atrás quedaba el trabajo que me despidió injustamente, un esposo que me traicionó y una amiga que se reveló como enemiga. Pero también dejaba espacio para un nuevo comienzo, donde el suspense de lo desconocido se convertía en la trama de mi renacimiento.

Días después, mientras buscaba empleo y reorganizaba mi vida, mi teléfono sonó con una llamada inesperada. La voz al otro lado era la de un joven que estaba a mi lado en el metro. Se presentó como Tu abuelo. Había encontrado mi cartera y, en su afán de devolvérmela, decidió llamarme.

—Pensé que tal vez podríamos tomar un café juntos. ¿Te gustaría?

La propuesta de Tu abuelo llegó como un rayo de luz en medio de la tormenta. Acepté, y en ese café, la charla fluyó con naturalidad. Descubrimos afinidades, compartimos risas y, a medida que nos conocíamos, una conexión más profunda se forjaba entre nosotros.

Con el tiempo, supe que Tu abuelo no era solo un hombre amable, sino un exitoso empresario, dueño de una próspera compañía heredada. A pesar de las diferencias en nuestras trayectorias, la chispa entre nosotros no hizo más que intensificarse.

En lugar de enfrentarme sola a los desafíos del desempleo, decidimos unir nuestras fuerzas y crear algo propio. Juntos, fundamos una empresa que fusionaba mi creatividad con la visión empresarial de Tu abuelo. La compañía floreció, convirtiéndose en un testimonio del poder de la colaboración y el amor.

Lo que inicialmente fue el desafío de un despido se convirtió en el viaje hacia una nueva vida, donde el amor y la fortuna se entrelazaron de manera inesperada pero hermosa. Mi trayecto, que comenzó con lágrimas y despedidas, se transformó en un camino de renacimiento y éxito, guiado por el compañero de vida que encontré en medio de la tormenta.

Y así es como mi vida cambió y conocía mi gran amor que es y ha sido tu abuelo.

Siempre me he preguntado qué hubiera ocurrido si ese día no me despiden. Si ese

día no cojo el metro que me llevó a
descubrir la infidelidad de mi primer marido.

¿Quieres hubiera ocurrido si Clara no coge el tren y por lo tanto no se entera de la infidelidad de su marido? Este hubiera sido su relato...

Ese día, caminaba por los pasillos de la revista con la confianza que me otorgaba mi inteligencia y belleza. Mi trayectoria en la prestigiosa revista de moda era brillante, y aunque había luchado mucho por llegar a ese puesto en el departamento de marketing, cada esfuerzo había valido la pena. Mi ascenso había sido imparable desde mi llegada.

Hoy, después de tres años de dedicación, recibí una noticia que resonó en mis oídos como un estruendo: estaba despedida. No había razón aparente, solo la frialdad de Pilar, mi jefa, que me miraba con ojos llenos de celos disfrazados de indiferencia.

Abandoné la oficina antes de lo planeado, el peso de la incertidumbre me acompañaba mientras descendía en el ascensor. No podía comprender el motivo de mi despido abrupto.

Con la noticia de mi despido aún resonando en mis oídos, decidí dar un paseo para despejar mi mente antes de regresar a casa. La confusión y el estrés me llevaron a perder el metro que normalmente tomaba. Ajena al drama que se desarrollaba en mi hogar, mi mejor amiga y amante de mi esposo había abandonado su propia cama, dejando tras de sí un enigma del que yo no tenía conocimiento.

Inconsciente de la traición que se tramaba en la intimidad de mi hogar, me sumí en mis pensamientos mientras deambulaba por la ciudad. La tarde caía lentamente, y el bullicio de la calle me servía de compañía.

Mientras me encontraba en una cafetería, intentando encontrar consuelo en una taza de café, cogí el teléfono para llamar a mi marido y contarle la nefasta noticia. En ese momento, salí del bar distraída mientras mi cartera resbalaba de forma silenciosa.

Un apuesto joven llegó en ese momento y encontró la cartera. Pensaba dejarla en el bar por si alguien volvía a reclamarla, pero mientras inspeccionaba los documentos, contempló, según él, a la joven más hermosa que había visto en su vida y decidió aprovechar la oportunidad para conocerme.

Llegué a casa, encontrando un marido cariñoso y solícito, dispuesto a consolarme. Me sentí afortunada.

En ese momento sonó el teléfono. Era Tu abuelo, que me comunicaba su recién hallazgo. Decidimos quedar al día siguiente.

—Hola, Clara. Espero que no te moleste que te haya encontrado. Pensé que podríamos tomarnos un café.

La sorpresa en mi voz se mezcló con la alegría. Acepté la propuesta y, esta vez, nos dirigimos a una pequeña cafetería cercana.

Durante la charla, Tu abuelo compartió detalles sobre su vida y el hecho de que dirigía una exitosa empresa. La conexión entre nosotros se fortaleció con cada palabra compartida.

Ajena al drama que se desplegaba en mi hogar, disfruté de la compañía de Tu abuelo. La tarde avanzaba, y la charla fluyó con naturalidad. La risa compartida y la camaradería eclipsaron la oscura nube que se cernía sobre mi vida personal.

Días después, mientras yo seguía a ciegas en cuanto a la traición en mi hogar, mi relación con Tu abuelo evolucionó. En cada encuentro, descubríamos nuevas afinidades y fortalezas en el otro. Sin sospechar el engaño de mi marido, mi vida empezó a tomar un nuevo rumbo gracias a la presencia del abuelo.

A veces me sentía algo culpable. En realidad no había pasado nada vergonzoso entre él y yo, tan solo éramos amigos, pero me sentía atraída por vuestro abuelo. No entendía qué me estaba ocurriendo, pero ya no veía a mi marido de la misma forma.

Un día, que no encontraba mi teléfono, cogí el de mi marido para localizarlo. La cruda realidad apareció ante mí. Ahí estaban mi mejor amiga del colegio besándose con mi marido en París.

Cuando la verdad sobre la infidelidad finalmente salió a la luz, me encontré con el apoyo incondicional de Tu abuelo. Juntos, enfrentamos el dolor del pasado y decidimos construir un futuro sólido basado en la confianza y el amor. La conexión que nació en medio de la confusión y la sorpresa se transformó en el cimiento de una relación auténtica y duradera.

La traición que inicialmente amenazó con oscurecer mi vida se convirtió en el impulso que me llevó a un nuevo comienzo, esta vez junto a alguien que verdaderamente me valoraba.

El desenlace, marcado por la superación y la construcción de una relación genuina, demostró que incluso en medio de la oscuridad, la luz del amor puede guiar el camino hacia un final feliz.

El Carrusel de las Estaciones

El sol descendía lentamente en el horizonte mientras el abuelo, con su cabello plateado brillando bajo sus arrugas, caminaba de la mano de su nieto hacia el parque.

Los risueños sonidos del carrusel resonaban en el aire, invitándolos a adentrarse en una experiencia que trascendía el tiempo.

El abuelo y el niño se acercaron al majestuoso carrusel de madera tallada, cuyos caballos y carruajes estaban adornados con colores vivos y detalles intrincados. Pero lo que hacía especial a este carrusel era su temática única: representaba las cuatro estaciones del año.

Con una sonrisa llena de nostalgia, el abuelo guio a su nieto hacia el carrusel y le ayudó a subir a un caballo de primavera.

Mientras la música alegre comenzaba a sonar, el carrusel cobró vida, girando lentamente. Las luces parpadeantes iluminaban el rostro del niño, reflejando la emoción y la curiosidad en sus ojos.

"Esta estación es la primavera, ¿sabes?", comenzó el abuelo, su voz resonando con calidez. "Cuando era joven, solía pasear por campos llenos de flores y sentir la brisa suave acariciar mi rostro. Era una época de nuevos comienzos y esperanza."

El carrusel avanzó al ritmo de las estaciones, llevando al abuelo y a su nieto a través de un viaje en el tiempo.

Los caballos de verano relinchaban alegremente mientras los rayos del sol doraban el carrusel. El abuelo compartió historias de juegos bajo el sol abrasador y noches estrelladas llenas de risas y fogatas.

La transición a la estación otoñal trajo consigo un cambio en la música y la paleta de colores. Hojas doradas y rojas danzaban en el viento, y los caballos del carrusel llevaban sutilmente capas de hojarasca.

El abuelo recordó el crujir de las hojas bajo sus pies y las tardes tranquilas donde reflexionaba sobre la vida.

Finalmente, el carrusel llegó a la estación del invierno. La música se volvió suave y melancólica, y los caballos estaban adornados con copos de nieve relucientes. El abuelo compartió cuentos de inviernos fríos y acogedores, de noches pasadas junto a la chimenea con la familia reunida.

A medida que el carrusel se desaceleraba, el abuelo miró a su nieto con cariño.

"*Las estaciones cambian, mi querido, pero las historias que compartimos hoy perdurarán siempre en tu corazón.*"

El carrusel se detuvo, y abuelo y nieto descendieron, llevando consigo el tesoro de recuerdos compartidos en el mágico carrusel de las estaciones. La puesta de sol pintaba el cielo con tonos cálidos mientras dejaban el parque, llevando consigo la esencia atemporal de las estaciones y la conexión entre generaciones.

El último regalo

En un rincón apacible de un pequeño pueblo, la anciana Doña Gregoria sentía la necesidad de compartir con sus nietos algo más que simples objetos.

La vida, tejida con los hilos del tiempo, le había otorgado sabiduría y una historia que ansiaba transmitir a las generaciones venideras.

Con la solemnidad de quien carga con un legado, decidió regalar a sus nietos una serie de objetos familiares con significados profundos y ocultos.

El primer regalo, entregado ojos llenos de nostalgia, fue un reloj de bolsillo antiguo.

El reloj tenía una frase que rezaba así:

No Puedes Añadir Tiempo a la Vida pero SÍ

"Este reloj perteneció a mi abuela, una mujer de paciencia infinita. Cada tic-tac es un recordatorio de que el tiempo, como el amor, es un tesoro que debemos valorar"- les dijo Doña Gregoria.

Los nietos, curiosos, decidieron explorar la historia detrás de este misterioso reloj.

Descubrieron que su bisabuela había sido una mujer que había vivido tiempos difíciles. Una terrible guerra que amenazó su vida, pérdidas de seres queridos y encrucijadas. Ahora siempre llevaba consigo la serenidad que solo otorga el tiempo bien vivido.

El segundo regalo, un álbum de fotografías en blanco y negro, llevaba consigo las risas y los suspiros de los tiempos pasados.

"Estas imágenes son ventanas al pasado", compartió Doña Gregoria. "Cada foto encierra una historia, y en ellas encontrarán la esencia de quienes somos como familia".

Los nietos se sumergieron en el álbum, explorando las imágenes de bodas, nacimientos y celebraciones. Sin embargo, en su búsqueda de las historias detrás de cada fotografía, descubrieron que no todo era felicidad. Hallaron secretos que habían marcado la historia de su familia.

Valora las cosas cuando las tengas, no cuando las pierdas.

A través de las fotos, descubrieron mascotas que ya no estaban y que fueron despedidas con lágrimas y algunos eventos inesperados. La realidad se desvelaba ante ellos, recordándoles que incluso detrás de las sonrisas más radiantes se esconden capítulos oscuros.

El tercer regalo, una llave antigua envuelta en misterio, despertó la intriga de los nietos.

"Esta llave abre una puerta que todos enfrentamos en algún momento de nuestras vidas", les dijo Doña Gregoria con solemnidad.

"La puerta de la verdad y la autenticidad. El secreto está en encontrar el coraje para girar la llave y enfrentar lo que se encuentra al otro lado".

Esta llave – dijo la abuela- abre la puerta a una encrucijada. La búsqueda de la felicidad.

Algunos buscan la felicidad a través del placer. Tratan de satisfacer su sed de caprichos materiales, sin embargo, acaban frustrados.

Otros tratan de encontrar la felicidad a través del significado. Buscan el su verdadero Propósito, es decir, para qué han venido a este mundo.

> *"La verdadera felicidad – dijo la sabia anciana- no consiste en la búsqueda del placer ni tampoco la búsqueda de Propósito sino de una combinación de ambas.*
>
> *Trata de ser feliz ahora pero buscando un significado más profundo en vuestras vidas"*

A medida que los regalos se sucedían, los nietos se sumergían más en la trama de su historia familiar. Cada objeto revelaba capítulos enterrados, y la anciana Doña Gregoria, con su mirada sabia, observaba cómo las raíces del pasado se entrelazaban con el presente.

El cuarto regalo, un antiguo relicario con un diminuto poema enrollado en su interior, llevaba la esencia de los amores perdidos.

"A veces, el corazón guarda secretos que no pueden ser expresados en palabras", susurró Doña Gregoria. "Este relicario es un testigo silencioso de los amores que dejaron una huella en nuestra historia".

Los nietos, descubrieron cartas de amor arrugadas y poemas que resonaban con la pasión de sus ancestros. El relicario, con su poema escondido, hablaba de un amor de su abuela que se había ahogado en el mar durante unas vacaciones.

En las olas del océano, tu risa se perdía,

un susurro en la brisa, un eco que se extinguía.

Atrapado en la marea, te llevó sin piedad,

mi amor naufragado, en la inmensidad.

En el azul profundo, donde el sol se oculta,

se desvaneció tu presencia, mi vida se tumulta.

Tus ojos, dos estrellas, ahora en el cielo brillan,

mi corazón roto, en la tristeza titila.

El mar, testigo mudo de nuestro dulce amor,

ahora guarda secretos de tu partida, dolor.

Las olas suspiran, cantan tu canción,

un lamento eterno, en la vasta extensión.

Tu recuerdo flota como una gaviota en vuelo,

mi corazón, un faro, guía en el duelo.

Aunque el mar te arrebató, en mis sueños persistes,

un amor que trasciende, donde la eternidad existe.

En cada ola encuentro tu abrazo perdido,

en la arena dibujo nuestro amor herido.

Bajo el cielo estrellado, mi amor perdura,

una melodía triste, una eterna ternura.

Aunque el mar te abrazó con fuerza despiadada,

en mi alma perdura nuestra historia amada.

Eres el capitán de mi corazón navegante,

aunque las aguas nos separen, eternamente amante.

El quinto y último regalo, un antiguo diario con una cerradura oxidada, representaba el epílogo de esta intrincada historia. "En estas páginas, encontrarán la verdad más profunda de nuestra familia", anunció Doña Gregoria con solemnidad.

"La verdad es un regalo que viene con responsabilidad. No siempre es fácil de aceptar, pero es el camino hacia la liberación y la comprensión".

Con la cerradura entreabierta, los nietos se enfrentaron a las palabras escritas con tinta antigua. Descubrieron las confesiones y los tormentos de sus antepasados, así como las lecciones aprendidas a través de la adversidad. En las páginas del diario, encontraron el testimonio de vidas vividas con intensidad, con alegrías y penas compartidas a lo largo de las generaciones.

En un momento de silencio, mientras la verdad se desplegaba ante ellos, Doña Gregoria compartió una última reflexión:

"*La verdad puede ser una luz que ilumina nuestro camino o una sombra que nos persigue. Pero solo enfrentándola, con coraje y humildad, podemos encontrar la paz que buscamos*".

Los nietos, con corazones llenos de emociones encontradas, miraron a su abuela con gratitud.

Habían descubierto no solo la historia de su familia, sino también la complejidad y la belleza de la vida.

Los secretos desenterrados, aunque a veces dolorosos, les recordaron que cada generación lleva consigo una carga y que, a través de la aceptación y el amor, se construye un puente entre el pasado y el presente.

La Postal Olvidada

En un tranquilo día de otoño, Helen, una mujer de cabellos plateados, revisó su buzón con la expectativa de encontrar las típicas cartas y facturas. Sin embargo, entre las aparentemente rutinarias correspondencias, descubrió una sorpresa inesperada: una postal antigua dirigida a ella misma.

La imagen en la postal mostraba un rincón lejano de la playa, donde el sol se sumergía en el horizonte y las olas besaban la orilla con suavidad. La caligrafía, ahora desgastada por el tiempo, era suya, pero parecía pertenecer a otra vida.

"Para la Helen del futuro", rezaba el mensaje.

La confusión y la nostalgia se apoderaron de Helen mientras sostenía la postal entre sus manos temblorosas.

La fecha del matasellos indicaba que la postal se había enviado hace décadas, cuando Helen era apenas una joven llena de sueños y aspiraciones. Recordó el ardor de la juventud y los planes que se albergaban en su corazón.

Tomó asiento en su acogedor rincón y comenzó a leer las palabras que ella misma había escrito tantos años atrás.

La joven Helen compartía sus sueños, anhelos y las metas que esperaba alcanzar en la vida. Quería viajar por el mundo, escribir un libro, aprender a tocar un instrumento y encontrar el amor verdadero. Cada palabra resonaba como un eco distante de una época en la que el tiempo parecía eterno y las posibilidades infinitas.

La realidad de la vida adulta había llevado a Helen por caminos imprevistos. Las responsabilidades, las pérdidas y las alegrías habían esculpido la trayectoria de su existencia de una manera que la joven Helen no habría imaginado. Sin embargo, al leer las palabras de su yo más joven, Helen sintió un destello de reconocimiento.

Las líneas de la postal le recordaron a la mujer madura que aún era capaz de perseguir sus sueños, de encontrar belleza en lo simple y de abrazar la vida con valentía.

Miró a través de la ventana hacia el crepúsculo del atardecer, y una chispa de determinación brilló en sus ojos.

Decidió que, aunque algunas de las aspiraciones de su juventud pudieran haber cambiado, aún quedaba tiempo para explorar nuevos horizontes y descubrir aspectos inexplorados de sí misma.

Uno envejece cuando sus miedos son más grandes que sus sueños

Con una sonrisa, Helen se levantó, dispuesta a abrazar el presente con la sabiduría de los años y la vitalidad de la juventud que siempre llevaría consigo. La postal olvidada se convirtió en un recordatorio de que, incluso en la vejez, el espíritu nunca envejece, y los sueños, aunque transformados, pueden seguir siendo perseguidos.

El Secreto de la Caja de Música

En el tranquilo pueblo de Melodía, el viento susurra historias olvidadas entre las hojas de los árboles.

Allí vivía la abuela Isabella. Sus ojos, llenos de la chispa del tiempo, ocultaban un secreto profundo que solo revelaría a sus queridos nietos, Sofía y Alejandro, en el momento adecuado.

En un cálido atardecer de verano, la abuela Isabella reunió a los dos jóvenes en su acogedor salón.

En sus manos, sostenía una pequeña caja de música con detalles de marquetería y un aroma a madera antigua. La abuela acarició la caja con ternura, como si despertara recuerdos sepultados bajo el polvo del tiempo.

"Sofía, Alejandro, este es un regalo especial que ha pasado de generación en generación", dijo la abuela con una voz que resonaba como una melodía tranquila.

Esta caja de música ha estado en nuestra familia por más tiempo del que puedo recordar, y cada vez que la abrimos, descubrimos algo nuevo".

Los ojos curiosos de los nietos se iluminaron con la anticipación de un misterio por descubrir.

La abuela Isabella giró la llave de la caja de música, y de sus entrañas emergió una melodía suave que llenó la habitación como el perfume de las flores en primavera.

Mirad dentro - invitó la abuela, abriendo la caja y revelando una partitura antigua y un pequeño sobre sellado con un sello de cera.

"La música nos conecta con el pasado, y cada pieza cuenta una historia. Esta partitura y la carta oculta llevan consigo el secreto de nuestra familia".

Sofía y Alejandro se sumergieron en la lectura de la carta, escrita con la delicadeza de tiempos pasados. En ella, la bisabuela de la abuela Isabella contaba la historia de un amor prohibido entre dos almas que se encontraban en los giros de la vida, separados por circunstancias que parecían insuperables. La partitura, por otro lado, era la melodía que había sido testigo de ese amor perdido.

La abuela Isabella miró a sus nietos con ojos llenos de emoción.

"Esta melodía fue compuesta por mi abuelo para mi abuela en secreto. Era su forma de expresar el amor que no podían vivir abiertamente. La música, para ellos, era el puente que unía sus corazones a pesar de las barreras que la sociedad les imponía".

La abuela Isabella continuó su relato, llevando a los nietos en un viaje a través del tiempo. Descubrieron que la melodía también había sido testigo de momentos de alegría, celebraciones familiares y, a veces, tristezas que resonaban en las notas como susurros del pasado.

Cada generación había compartido sus secretos y sus alegrías con la caja de música, confiando en que la música guardaría sus historias como tesoros eternos.

Al despedirse, la abuela Isabella les dejó una cita escrita a mano en una tarjeta:

"La música nos permite viajar en el tiempo, recordando que el amor y las historias perduran más allá de las páginas del calendario.".

Cuando llegaron a casa, comenzó la magia. Cada noche antes de dormir, la voz dulce de sus antepasados les cantaba una melodía celestial que les llenaba de una inmensa paz.

Escucharon una canción que rezaba así:

Verso del Abuelo:

En el rincón del tiempo, donde los recuerdos se anidan,

te encontré, mi amor, como estrella consentida.

Con cabellos plateados, como la luna en su esplendor,

fuiste la melodía que encendió mi corazón.

Bailamos en la vida, al compás de susurros suaves,

nuestro amor, una sinfonía, entre risas y claveles.

Tus ojos, dos ventanas al jardín de la eternidad,

refugio de mi alma, paz en la tempestad.

En el crepúsculo de nuestras horas doradas,

tejiendo memorias, como hilos de risas bordadas.

En el libro del tiempo, cada arruga es un poema,

donde nuestro amor es la melodía que el alma quema.

Respuesta de la Abuela:

Bajo el manto de estrellas que tejimos juntos,

nuestro amor, raíces fuertes, en campos
fecundos.

Abuelo mío, en cada arruga encuentro tu
canción,

un eterno lazo, que trasciende la ilusión.

Tus manos, cual poetas, acarician mis
días,

en el lienzo de la vida, pintamos alegrías.

En el suave crepitar del fuego de nuestra
hoguera,

ardemos juntos, abrazados en esta tierra.

Tus palabras, un eco en la brisa del ayer,

como pétalos de flores, en mi alma
florecer.

Bailamos en la danza de la vida, sin temor,

nuestro amor, canción eterna, en vibrante
rumor.

En el libro de nuestro tiempo, páginas
desgastadas,

contienen la esencia de nuestras almas
entrelazadas.

Abuelo, en el rincón de los años que nos quedan,

seguiremos escribiendo juntos, esta historia tan nuestra.

Con la caja de música en sus manos y la melodía resonando en sus almas, Sofía y Alejandro se dieron cuenta de que aquel pequeño objeto contenía más que simples notas musicales.

Era un legado de amor, de luchas superadas y de la magia eterna de la música que unía a las generaciones en un abrazo atemporal.

AUDIOLIBRO

---

1. LA SOMBRA ERRANTE
2. EL CUADRO MÁGICO
3. EL MENSAJERO CELESTIAL

16. EL ÚLTIMO REGALO

17. LA POSTAL OLVIDADA

18. "EL SECRETO DE LA CAJA DE MÚSICA

GRACIAS

Escribe aquí tu cita favorita